QUATRE CAS

DE

CALCULS DE LA VESSIE

TRAITÉS PAR LA TAILLE HYPOGASTRIQUE

PAR

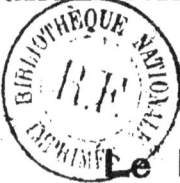

Le Dʳ H. BOUSQUET

Professeur de clinique chirurgicale et Directeur de l'école
de médecine de Clermont-Ferrand.

———

*Communication faite à la troisième session de l'Association
française d'Urologie, Paris 1898.*

———

CLERMONT (OISE)

IMPRIMERIE DAIX FRÈRES

3, PLACE SAINT-ANDRÉ, 3

——

1899

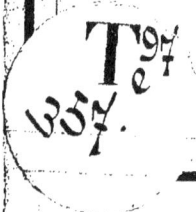

QUATRE CAS

DE

CALCULS DE LA VESSIE

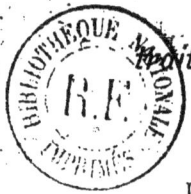

guéris par la taille hypogastrique

Par le Dr H. BOUSQUET,

Professeur de clinique chirurgicale
et Directeur de l'école de médecine de Clermont-Ferrand.

———————

Les calculs de la vessie sont rares dans la région du centre, et depuis douze ans que nous avons l'honneur d'exer-
cer à Clermont-Ferrand, c'est à peine si nous avons noté
une quinzaine de cas de cette nature, et sur ce nombre res-
treint, plusieurs de nos calculeux étaient étrangers à la
contrée. Cette particularité doit certainement être attribuée
aux travaux pénibles, auxquels se livrent nos concitoyens,
travaux qui leur permettent de brûler leurs urates, et aussi
au mode d'alimentation peu recherché des habitants des
campagnes, enfin à la qualité du petit vin du pays. Laissons de côté ces considérations de géographie médicale et
permettez-nous de vous présenter quatre cas de taille hypogastrique que nous avons pratiqués depuis dix-huit mois
environ.

OBSERVATION I

Énorme calcul de la vessie. Taille hypogastrique. Guérison.

Rigal (Pierre), 73 ans, cultivateur, habitant à Champagnac-les-
Mines, entre à la clinique chirurgicale de l'école de médecine

de Clermont-Ferrand, le 27 mars 1898, envoyé par le médecin de la Mine, qui lui a affirmé qu'il avait un calcul de la vessie et qu'il fallait l'opérer. Cet homme raconte que depuis nombre d'années, il a la vessie très sensible, mais depuis quatre mois les douleurs sont devenues intolérables. Comme antécédents, il a fait, il y a huit ans, une maladie assez grave sur laquelle il ne donne aucun détail.

Examen : Nous trouvons un vieillard dont le facies exprime la souffrance ; l'interrogatoire nous apprend que la douleur est localisée à l'extrémité de la verge et dans la région lombaire ; le besoin d'uriner est fréquent, le jet d'urine intermittent, c'est-à-dire s'arrêtant parfois spontanément, les douleurs deviennent intolérables à la fin de la miction. La marche, les promenades en voiture, le chemin de fer, sont la cause de souffrances cruelles, il n'a jamais eu d'hématurie.

Nous examinons le malade le 31 mars avec une sonde métallique de Mercier, et trouvons un calcul dont le volume paraît considérable. Les urines étant mélangées de globules de pus à la fin de la miction, nous jugeons convenable, avant de procéder à une intervention sanglante, de pratiquer chaque matin, pendant quelques jours, un grand lavage de la vessie, et de faire prendre au malade quelques cachets de salol.

Le 8 avril, Rigal est endormi, et après un grand lavage de la cavité vésicale, un gros brise-pierre de Collin est introduit. La pierre est saisie, suivant un de ses diamètres, l'échelle du brise-pierre nous indique une longueur de 0.05 c. pour ce diamètre ; le lithotriteur fléchit sous la pression de l'écrou, mais le calcul ne cède pas. Nous pouvons, à travers les parois abdominales amincies, nous rendre compte de son volume, qui est considérable. Devant cette résistance, sur l'avis de plusieurs de nos confrères qui nous assistent, nous abandonnons la lithotritie et faisons rapporter le malade dans son lit.

Le 13 avril, il est endormi de nouveau et toutes les précautions d'usage étant prises, nous pratiquons la taille hypogastrique. Une incision longitudinale et médiane nous conduit rapidement sur la face antérieure de la vessie, qui est incisée sur une étendue de 0.04 c. environ ; le doigt introduit dans la plaie reconnaît un calcul très dur, qui a la forme d'un rein ; il est extrait avec des tenettes.

Tubes syphons de Guyon-Perrier ; suture partielle de la vessie au catgut. Suture des différents plans de la paroi avec de la soie, pansement ordinaire.

Le calcul enlevé pèse 85 grammes, il mesure 0,075 de longueur, 0,045 d'épaisseur et 0,035 de large.

Au premier pansement le 17 avril, on s'aperçoit que les parois
de la cavité vésicale sont sphacélées ; on enlève le tube syphon,
qui est remplacé par une sonde de Nélaton n° 18, laissée à demeure ; les parois de l'abdomen sont désunies et la cavité bour-
rée à la gaze. La plaie se déterge et se réunit peu à peu, le malade est affaissé, sans appétit, les urines rares sortent, plus par
l'incision, que par la sonde, ce que voyant dès le 28 avril la fa-
mille ramène R. dans son pays. Là, le grand air, le plaisir de
revoir les siens, et les soins de notre confrère le Dr Béal, de
Saignes, amènent peu à peu une amélioration notable, la plaie
diminue, les forces reviennent et vers la fin de juin, on nous
écrit que le malade va aussi bien que possible. Nous le voyons
en fin septembre complètement guéri et fort bien portant.

OBSERVATION II

Calcul vésical. Taille hypogastrique. Guérison.

M. D., 76 ans, habitant Brioude, entre, le 31 mai 1878, à la maison de santé. Depuis nombre d'années, M. D. souffre des voies
urinaires. Il y a 20 ans, il a eu des coliques néphrétiques, puis
s'est remis. A quelques années d'intervalle, deux nouvelles crises
se sont produites, et tout est rentré dans l'ordre. Il y a trois ans
ont débuté des douleurs à la fin de la miction, qui sont allées
en augmentant. Au mois de septembre de l'année dernière,
M. D. s'est rendu à Vichy où, durant dix jours, un soi-disant
spécialiste lui a lavé la vessie sans se douter de la présence du
calcul. Nous voyons le malade à Brioude, dans les derniers
jours de mai ; il présente tous les signes rationnels d'un calcul
vésical ; une sonde de Mercier, introduite avec de grands mé-
nagements dans la vessie, fournit la preuve certaine de l'affec-
tion soupçonnée, car nous avons une sensation fort nette de
corps étranger. Le calcul paraît appliqué contre le col de la vessie, aussi le malade souffre-t-il beaucoup. Toutes les cinq mi-
nutes il descend de son lit, pour émettre avec peine quelques
gouttes d'urine. La prostate a le volume d'une mandarine.

Opération le 1er juin, à la maison de santé de l'Hôtel-Dieu.
Taille hypogastrique avec les précautions d'usage. On arrive facilement sur la vessie distendue par de l'eau boriquée ; deux

fils suspenseurs la tiennent élevée. On incise, et par l'incision de 0.04 c. environ, on extrait sans peine un calcul du volume d'un œuf de pigeon. Tube, syphon et sutures. Avant de fermer la plaie, nous passons à travers le canal un fil de soie volumineux dont une des extrémités sort par le méat ; l'autre passant à travers l'ouverture laissée libre pour les drains vient se nouer à la précédente ; la vessie et le canal se trouvent ainsi pris dans une anse de fil qui nous servira à conduire une Petzer à rétro, lorsque nous enlèverons le syphon.

Le calcul enlevé pèse 20 grammes, il mesure 4 c. 1/2 de long et 0.09 c. de circonférence à son point le plus large ; il a une forme ovoïde, est constitué par des phosphates.

Les suites de l'opération furent particulièrement intéressantes. Le 6 juin nous enlevons le syphon de Perrier, qui avait fonctionné le plus normalement du monde, et le remplaçons par une sonde de Petzer, que notre fil d'attente traîne facilement. Pendant deux jours, la sonde fonctionne à merveille, puis le 8 au matin, nous trouvons le malade tout mouillé, la sonde ne fonctionne plus. Nous faisons une injection, croyant que quelque caillot obture les yeux de l'instrument, et nous voyons notre liquide ressortir clair, et la sonde continuer à refuser le service. Elle est alors enlevée et remplacée par une sonde de Nélaton ordinaire n° 20. Celle-ci est encore impuissante. Nous replaçons dans la plaie vésicale deux petits drains accouplés ; ils fonctionnent très bien. Deux jours après, l'urine repasse par la sonde, et nous assistons ainsi à une série alternante de jours, pendant lesquels l'urine passe tantôt par en haut, tantôt par en bas. L'explication de ce fonctionnement alternatif nous paraît simple : M. D. a, comme nous l'avons dit, une prostate assez volumineuse ; lorsque les drains fonctionnent seuls et que l'on enlève la sonde, la prostate se décongestionne ; nous plaçons alors une sonde et celle-ci fonctionne bien, le canal étant perméable, mais la présence de la sonde ramène bientôt la congestion prostatique et le passage de l'urine par le canal cesse.

Le 20 juin, nous trouvons la vessie entièrement cicatrisée, la sonde fonctionne bien depuis quatre jours, et nous pouvons considérer le malade comme guéri ; toutefois nous ne supprimons pas la sonde et, malgré cette précaution, dès le lendemain matin, la plaie vésicale s'est de nouveau ouverte et nous sommes obligés de replacer les fils. Le 28, M. D. rentre chez lui, ayant toujours son tube syphon. Depuis lors, son médecin, notre confrère M. le Dʳ Devernois, de Brioude, a bien voulu nous donner de ses nouvelles. M. D., trois semaines après sa sortie de l'hôpital, a vu sa plaie vésicale se cicatriser, la miction est redevenue normale, et notre opéré va aussi bien que le lui permet son grand âge.

OBSERVATION III.

Calcul enchatonné au niveau du col de la vessie. Taille hypogastrique. Guérison.

Th. (Félix), âgé de 8 ans, entre le 5 mars 898, à la clinique chirurgicale de l'école de médecine de Clermont-Ferrand, salle Duprat n° 3, et est hospitalisé.

Depuis deux mois environ l'enfant s'est plaint d'être gêné pour uriner, et depuis huit jours il faut le sonder. L'enfant n'éprouve aucune douleur, ni avant, ni pendant, ni après la miction, il ne souffre pas en allant en voiture et n'a jamais eu d'hématuries.

La sonde introduite dans le canal permet de reconnaître la présence d'un calcul qui semble situé en avant du col. Nous diagnostiquons un calcul enchatonné du col de la vessie ou de la portion prostatique de l'urèthre. Etant donnée la bénignité de la taille hypogastrique et les dangers de la lithotritie avec un canal aussi étroit, on se décide pour la taille supérieure. Le 8 mars, le malade étant endormi, la vessie est lavée à l'eau boriquée, puis elle est remplie et la verge liée sur la sonde. Une incision curviligne dont le sommet est tangent à la symphyse permet de soulever un lambeau qui comprend la peau et les muscles des parois abdominales ; on sectionne le fascia et la vessie se montre à nu au fond de la plaie. Deux fils suspenseurs sont passés dans les parties latérales de l'organe qui est ensuite incisé sur la ligne médiane.

L'exploration de la vessie est négative, mais on trouve enchatonné dans la portion prostatique un calcul de la grosseur d'un haricot. A l'aide de manœuvres pratiquées sur le canal, on arrive à faire passer ce calcul dans la vessie, puis il est extrait. Une sonde de Pezzer d'un calibre approprié est passée par la verge, puis la vessie est suturée dans toute la longueur de la plaie par des points de Lembert séparés, au catgut. Les grands droits sont rattachés à leur insertion inférieure par quelques points de suture à la soie; enfin, les lèvres de l'émission cutanée sont réunis par des crins de Florence. Quatre jours après, nous

*

enlevons la sonde qui commençait à s'incruster, le lendemain, les sutures superficielles au crin de Florence sont sectionnées. Il reste une légère fistule située exactement au-dessus de la partie médiane de la symphyse pubienne, mais ne communiquant pas avec la vessie ; l'enfant part guéri, le 5 avril, conservant cette fistule. Il revient dans le courant de juillet avec la même fistule dans le même état. Nous débridons légèrement et trouvons un des fils de soie qui ont servi à remettre le grand droit en place. Quatre jours après la cicatrisation est complète.

OBSERVATION IV

Corps étranger de la vessie. Calcul développé autour d'une épingle à cheveux introduite par l'urèthre. Perforation de la vessie. Taille hypogastrique.

X. A., des environs de Thiers, entre le 31 mars à la clinique chirurgicale de l'Ecole de médecine, salle Fleury, lit n° 4. Nous trouvons une enfant de 13 ans à la peau brune, assez développée pour son âge et dont les grands yeux noirs manifestent un véritable effroi en nous voyant approcher. Elle se plaint beaucoup, paraît avoir d'atroces douleurs et ne répond rien à nos questions.

La mère, peu intelligente, nous dit que sa fille souffre beaucoup du ventre, et cela depuis plusieurs mois, c'est tout ce que nous pouvons en tirer. La malade étant découverte, nous voyons sur la partie antérieure de l'abdomen, dans la région sus-pubienne, se dessiner une tumeur qui remonte à cinq travers de doigts au-dessus du pubis environ, et moule assez exactement, non la vessie, mais la cavité de Retzius. La sœur de service nous apprend que la malade est mouillée constamment et ne garde pas ses urines. Une sonde métallique est introduite dans la vessie, et, d'emblée, le bec de la sonde frotte sur un corps dur, nous donnant manifestement la sensation d'un calcul.

La sonde laisse couler environ un litre d'une urine absolument fétide et purulente ; les dernières parties sont constituées uniquement par du pus.

Le méat urinaire est très large. L'index introduit dans le vagin, qui le reçoit sans difficulté, sent un corps dur qui occupe tout le bas-fond de la vessie jusqu'à l'utérus.

Nous pensons immédiatement qu'il s'agit d'un corps étranger venu du dehors ; mais quelle est sa nature ? l'opération seule pourra nous le dire, car le mutisme de la malade est absolu. La vessie est lavée avec soin et tout est préparé pour opérer le lendemain matin.

Le 1er avril, après les précautions d'usage, nous incisons l'abdomen sur la ligne médiane, et au-dessus du pubis, sur une étendue de 0,08 c. environ, et nous sommes frappés de l'adhérence des divers plans entre. eux.

Nous arrivons sur les plans profonds et brusquement par une ouverture qu'a fait la pointe du bistouri s'écoule un liquide semblable à celui que nous retirions naguère de la vessie. Nous pensons tout d'abord que la vessie a contracté des adhérences avec la paroi abdominale et que nous venons de l'ouvrir.

Nous agrandissons l'orifice en suivant la ligne médiane et introduisons le doigt dans une vaste cavité que son contenu et sa forme nous font croire être la vessie. A notre grand étonnement, le doigt ne rencontre nulle part le corps étranger, dont le cathétérisme nous a révélé la présence.

Nous débridons jusqu'au pubis, et en regardant plus attentivement nous voyons que nous sommes dans la cavité prévésicale de Retzius. Pour nous en assurer, nous faisons passer une sonde dans la vessie, et nous pouvons constater que son bec relevé en haut fait saillie sur la paroi vésicale antérieure, dans la cavité ouverte.

D'où vient le liquide qui s'est écoulé lorsque nous avons incisé ? Il vient certainement de la vessie et ne saurait venir d'ailleurs.

Nous nettoyons avec soin la cavité prévésicale et voyons deux fistules écartées l'une de l'autre de 0,02 cent. environ, siégeant l'une sur la ligne médiane, l'autre un peu à gauche et en bas. Un stylet recourbé en crochet passe à travers ces deux fistules et soulève la vessie, qui est ensuite incisée entre elles. L'ouverture est agrandie par en haut et par en bas, et avec le doigt nous sentons un volumineux calcul qu'il est difficile de déloger. Un doigt introduit par le vagin le repousse, nous le faisons basculer et arriver à l'orifice ; pendant ces manœuvres, nous sentons deux pointes qui nous donnent à réfléchir sur la nature du corps étranger. Par les manœuvres combinées du doigt introduit dans le vagin et dans la vessie, nous parvenons à le faire sortir. Nous voyons alors un volumineux calcul d'où sortent deux pointes d'épingle à cheveux et que nous avons l'honneur de vous présenter. (Voir fig. ci-dessous). Il est facile dès lors de se rendre compte de ce qui s'est passé. L'épingle est entrée dans la vessie et s'est incrustée de sels, puis le calcul

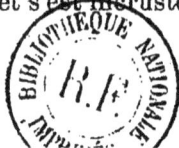

s'est moulé sur le bas-fond de l'organe et a été immobilisé par
ses contractions ; la paroi supérieure de l'organe en contact
avec les extrémités libres de l'épingle s'est sphacélée, d'où la
double perforation. L'urine septique s'est introduite dans le
tissu cellulaire de la cavité de Retzius et s'y est accumulée en
distendant cette cavité, surtout pendant les périodes de réten-
tion.

Lorsque l'urine s'écoulait, la cavité se vidait et revenait sur
elle-même. La vessie, fortement tuméfiée, avait une épaisseur
de 0,005m environ. Elle était disséquée par en bas jusqu'au niveau de la symphyse (bord inférieur). Quatre points de suture
faits avec du catgut n° 2, qui ne pénétrait pas dans la cavité,

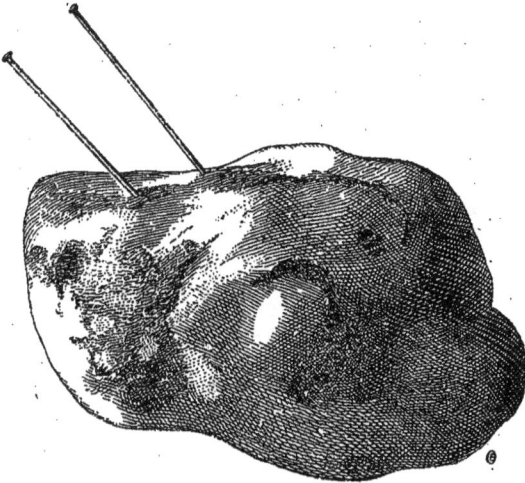

diminuent l'incision vésicale depuis son extrémité supérieure.
Nous laissons à deux travers de doigt au-dessus du pubis une
ouverture par laquelle nous faisons passer une sonde de Pezzer
et deux drains accouplés qui font syphon. Un tamponnement
à la Mickulitz obstrue la cavité de Retzius et, par-dessus, les
parois de l'abdomen sont réunies par deux plans de suture.
Pansement ordinaire.

Pendant deux jours tout va bien, l'urine coule par la sonde et
les drains ; le 3e jour, l'enfant est toute mouillée. Après avoir
fait le pansement, nous ouvrons les sutures et trouvons, au fond,
la vessie qui s'est sphacélée au niveau des points de suture ;
l'urine ne coule plus par la sonde, ni par les drains syphons,

tout passe par l'orifice artificiel. L'enfant se plaint beaucoup des reins ; elle prend du lait en abondance, son état général s'améliore peu à peu, puis à la longue s'établit une fistule.

Le 17 mai, nous endormons l'enfant dont l'état général s'est beaucoup amélioré et examinons la fistule. Il reste une plaie losangique qui, partant du pubis remonte à quatre travers de doigt. Au centre, un orifice qui peut recevoir une sonde n° 24 environ laisse échapper l'urine. Nous attirons les bords en dehors en les renversant avec les pinces à griffes, puis décollons, autant que nous le pouvons, la muqueuse vésicale ; elle est suturée par un fil en bourse, puis les plans sont réunis par-dessus par 7 points au catgut. La sonde de Pezzer est laissée à demeure.

Tout va bien jusqu'au soir ; pendant la nuit, la malade, indocile, se lève, et le lendemain le pansement est inondé.

Le même jour 18 mai, nous endormons à nouveau l'enfant, une incision en demi-lune découvre les parois abdominales ; les muscles droits sont détachés. La vessie est trouvée ouverte sur une grande étendue, 0,03 c. environ, l'extrémité inférieure de l'incision est cachée derrière la symphyse pubienne. Avec beaucoup de peine nous arrivons à détacher un peu de cette vessie des adhérences qu'elle a contractées avec les plans superficiels, 7 à 8 points de suture la ferment, puis les parois abdominales sont suturées et refaites.

L'enfant, très indocile, est laissée sous morphine.

Mort le lendemain à 8 heures du matin.

Autopsie. — Nous ouvrons les sutures et fendons la symphyse. nous voyons alors que la vessie n'a pas été complètement fermée ; il eût été impossible, sans faire la symphyséotomie, d'arriver à ce résultat.

La vessie est très hypertrophiée, peu volumineuse, sa capacité est celle d'une petite mandarine ; en arrière existent des traces d'inflammation ancienne et des adhérences à l'utérus.

Les reins sont enlevés, ainsi que les uretères.

Ces derniers ont le volume de l'index ; ils sont comme macérés et remplis de poussière blanchâtre. Les bassinets sont très volumineux, noirâtres, dilatés et remplis du même putrilage. Le rein est complètement altéré, il a subi la dégénérescence scléreuse, ses éléments nobles sont en partie disparus.

De la lecture de ces quatre observations, il nous semble possible de tirer quelques considérations pratiques. On a beaucoup discuté pour savoir s'il fallait réunir la plaie vésicale à la suite de la taille hypogastrique. Cette question, qui a été très agitée, nous paraît facile à trancher, si l'on veut examiner les indications et ici, comme ailleurs, s'en tenir aux principes généraux de la chirurgie.

L'ouverture de la vessie saine constitue une opération des plus simples, et, dans ces conditions, la réunion par première intention doit être la règle, à *condition qu'il n'y ait en aval aucun obstacle au cours de l'urine*. Nous en avons pour témoin la facilité avec laquelle se réparent les blessures accidentelles de la vessie dans les cas d'opération abdominale. Notre observation n° 3 est un type de ce genre, nous nous trouvions en présence d'un jeune sujet dont la vessie était intacte, il avait un calcul enchatonné dans la dernière portion du canal et si, dans ce cas, nous avons préféré la taille au broiement du calcul, c'est que nous étions bien persuadés de la bénignité de la cystostomie. Nous avons donc réuni la plaie vésicale dans toute son étendue et tout s'est passé comme nous le désirions, en peu de temps, la réunion a été complète et rien n'est venu entraver la guérison.

Dans l'observation IV, nous étions encore en présence d'un sujet jeune, mais les conditions étaient bien différentes. Cette jeune fille était malade depuis plusieurs mois, les parois de sa vessie étaient ratatinées, épaissies, ses différentes couches étaient infiltrées des divers microbes de la suppuration. Tenter la suture complète eût été plus que téméraire, la suite de l'observation le démontre du reste, car malgré les précautions prises la paroi vésicale ne peut supporter les points de suture et se sphacèle.

Chez les vieillards, les conditions changent, le problème se complique, un facteur nouveau, la prostate, intervient. Son développement presque toujours anormal, la facilité avec laquelle cet organe se congestionne à cet âge, rend l'émission de l'urine problématique. Dès lors, est-il prudent de suturer ? Chez le sujet de notre observation n° 2, nous étions en présence d'un vieillard vigoureux, bien portant, dont la vessie était relativement saine, et malgré cela nous voyons sa prostate se congestionner périodiquement et le passage de l'urine par la sonde devient impossible.

De ces quelques considérations, il nous paraît naturel de tirer les conclusions suivantes :

1° A la suite de la taille hypogastrique, la suture vésicale nous paraît indiquée toutes les fois que les parois du réservoir urinaire sont saines et qu'en aval il n'existe pas d'obstacle susceptible de s'opposer à l'émission de l'urine.

2° Dans les conditions contraires, parois vésicales altérées ou gêne à l'émission de l'urine, la plaie sus-pubienne doit être laissée ouverte partiellement au moins.

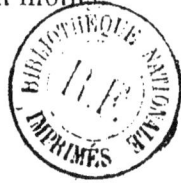

Clermont (Oise). — Imp. Daix Frères, 3, place Saint-André.

www.ingramcontent.com/pod-product-compliance
Lightning Source LLC
Chambersburg PA
CBHW050355210326
41520CB00020B/6323